ÉCOLE SUPÉRIEURE DE PHARMACIE DE PARIS

ÉTUDE CHIMIQUE

DE

L'ACIDE OXALIQUE

THÈSE

PRÉSENTÉE ET SOUTENUE A L'ÉCOLE SUPÉRIEURE DE PHARMACIE

Le Juillet 1872

POUR OBTENIR LE TITRE DE PHARMACIEN DE PREMIÈRE CLASSE

PAR

Marie-Élie-René GRANDIN

Né à Sainte-Maure (Indre-et-Loire).

Lauréat de l'École préparatoire de médecine et de pharmacie de Tours,
Mentions honorables (Concours 1867-1868 — 1868-1869).
Interne-Lauréat des hôpitaux de Paris,
Mention honorable (Concours 1871 - 1872).
Membre de la Société d'émulation pour les sciences pharmaceutiques.

PARIS

TYPOGRAPHIE CH. MARÉCHAL

16, PASSAGE DES PETITES-ÉCURIES

1872

ÉCOLE SUPÉRIEURE DE PHARMACIE DE PARIS

ÉTUDE CHIMIQUE
DE
L'ACIDE OXALIQUE

THÈSE

PRÉSENTÉE ET SOUTENUE A L'ÉCOLE SUPÉRIEURE DE PHARMACIE

Le Juillet 1872

POUR OBTENIR LE TITRE DE PHARMACIEN DE PREMIÈRE CLASSE

PAR

Marie-Élie-René GRANDIN

Né à Sainte-Maure (Indre-et-Loire).

Lauréat de l'École préparatoire de médecine et de pharmacie de Tours,
Mentions honorables (Concours 1867-1868 — 1868-1869).
Interne-Lauréat des hôpitaux de Paris,
Mention honorable (Concours 1871 - 1872).
Membre de la Société d'émulation pour les sciences pharmaceutiques.

PARIS
TYPOGRAPHIE CH. MARÉCHAL
16, PASSAGE DES PETITES-ÉCURIES

1872

ECOLE SUPÉRIEURE DE PHARMACIE DE PARIS

ADMINISTRATEURS.

MM. BUSSY, directeur.
MILNE-EDWARDS, professeur titulaire.
BUIGNET, professeur titulaire.

PROFESSEUR HONORAIRE.

M CAVENTOU.

PROFESSEURS.

MM. BUSSY............	Chimie inorganique.
BERTHELOT......	Chimie organique.
BAUDRIMONT.....	Pharmacie chimique.
CHEVALLIER......	id. galénique.
CHATIN...........	Botanique.
MILNE-EDWARDS.	Zoologie.
BOUIS.............	Toxicologie.
BUIGNET..........	Physique.
PLANCHON........	Histoire naturelle des médicaments.

PROFESSEURS DÉLÉGUÉS DE LA FACULTÉ DE MÉDECINE.

MM. REGNAULD.
BAILLON.

AGRÉGÉS.

MM. BOURGOIN.
JUNGFLEISCH.
LE ROUX.

MM. MARCHAND.
L. SOUBEIRAN.
RICHE.

Nota. — L'École ne prend sous sa responsabilité aucune des opinions émises par les Candidats.

A LA MÉMOIRE DE MON PÈRE ET DE MA MÈRE

A MA GRAND'MÈRE. — A MA SOEUR

A M. A. DUGENET

Ancien pharmacien à Sainte-Maure.

A M. LE Dr BOURGOIN

Pharmacien en chef de l'hôpital des Enfants-malades,
Professeur agrégé à l'École supérieure de pharmacie.

A MES COLLÈGUES DE L'HOPITAL DES ENFANTS-MALADES
(1870 - 1872)

PRÉPARATIONS

GALÉNIQUES		CHIMIQUES	
I.	Sirop d'orgeat.	I.	Potasse caustique à la chau
II.	Pulpe de casse.	II.	Foie de soufre.
III.	Extrait de petite centaurée.	III.	Bichlorure de mercure.
IV.	Eau de Cologne.	IV.	Extrait de saturne.
VI.	Baume Nerval.	V.	Alcool rectifié.

ÉTUDE CHIMIQUE

DE L'ACIDE OXALIQUE

CHAPITRE Ier

APERÇU HISTORIQUE SUR LA DÉCOUVERTE DE L'ACIDE OXALIQUE ET SUR SA CONSTITUTION

§ 1. DÉCOUVERTE.

Ce n'est guère que vers la deuxième moitié du XVIIIe siècle, que les idées relatives aux matières organiques acquérant peu à peu une précision plus grande, les chimistes commencèrent à se préoccuper d'isoler, dans leur état primitif, les principes immédiats des végétaux. C'est ainsi que furent découverts un grand nombre d'acides organiques : tels sont les acides tartrique, oxalique, malique, citrique, lactique, formique, etc.

Savary (1) est le premier qui ait fait mention de l'acide oxalique, dans une dissertation qui parut à Strasbourg en 1773.

Bergmann (2), chimiste suédois, professeur à l'université d'Upsal, le découvrit en 1776, en faisant agir l'acide nitreux sur le sucre et le nomma *acide saccharin*, parce que le sucre le fournit en plus grande abondance et plus pur. Mais il l'obtint aussi avec la gomme arabique, le miel, et il constata sa présence dans les calculs des reins et de la vessie.

---

(1) Savary. — Diss. de Sale Acetosellæ — Argentor. (1773).

(2) Bergmann. — Opuscules chimiques, — traduct. par M. de Morveau. Dijon (1780), t. I, p. 270 et 294 ; t. III, p. 364 et 370.

Il rangea dans l'ordre suivant, ses *attractions électives :* chaux, terre pesante, magnésie, alcali fixe végétal, alcali minéral, alcali volatil, argile, appelant *chaux sucrée, magnésie sucrée*, etc., les combinaisons que nous appelons *des oxalates.*

Pour lui, l'acide oxalique existe dans le sucre, et n'est produit ni altéré par l'acide nitreux : « L'acide nitreux, dit-il, étant très avide « de phlogistique, j'ai imaginé que la combinaison savonneuse du « sucre était tellement privée de son principe huileux dans notre « opération, qu'à la fin son principe salin se montrait à nu. »

Telle est en résumé la dissertation de Bergmann. Après lui, il faut citer Wiegleb, qui obtint, en 1779, l'acide du sel d'oseille, en chauffant ce sel. Mais c'est Scheele le premier qui, en 1784 (1), donna, pour extraire l'acide oxalique du sel d'oseille, le procédé qu'on suit encore aujourd'hui. Il démontra, en même temps, qu'avec l'acide saccharin, on pouvait faire du sel d'oseille, en ajoutant goutte à goutte une solution de sel de tartre à une solution saturée de cet acide ; et qu'ainsi ces deux acides étaient identiques, bien que Bergmann leur eût attribué des attractions différentes.

Scheele constata encore la formation de l'acide oxalique par l'action de l'acide nitreux sur la *matière douce des huiles* (2), principe qu'il venait de découvrir dans la préparation de l'emplâtre simple; sur un grand nombre de matières organiques (3) : la gomme, la manne, l'amidon, la gomme adragante, la fécule de pommes de terre, qui le donnent mélangé d'acide malique ; sur le sucre de lait qui donne aussi de l'acide *galacto-saccharin*; sur les extraits d'aloès aqueux, de coloquinte, de quinquina, d'opium, qui donnent de plus une quantité plus ou moins grande de résine.

A peine la découverte de Bergmann et de Scheele fut-elle connue, que les chimistes s'empressèrent d'étudier les propriétés et la formation de l'acide oxalique. Tuthen, en 1789, reconnut (4) dans l'éther nitrique la formation de cristaux d'acide oxalique. En 1790, Wes-

---

(1) Scheele. — Opuscula chimica et physica — De præparatione de salis acetosellæ, t. II, p. 187.

(2) Scheele. — De materiâ saccharinâ oleorum, loco cit., t. II, p. 179.

(3) Scheele. — De acido pomorum et baccarum, loco cit., t. II, p. 204.

(4) Annales de chimie, 1re série, t. III, p. 303.

trumb (1) distillant de l'acide oxalique prit pour de l'acide acéteux, un liquide acide, produit de sa distillation, et qui était probablement de l'acide formique récemment découvert dans les fourmis rouges, mais encore peu connu. Du Trône de la Couture (2) présentait, la même année, des observations sur l'état antidélétère de l'acide oxalique.

En 1796, nous trouvons un mémoire de Brugnatelli (3) sur l'acide oxalique considéré comme réactif. Selon lui, Bergmann avait commis une erreur en disant que cet acide est le meilleur réactif de la chaux; et il citait plusieurs expériences où la présence de la chaux lui avait été indiquée par tous les moyens, excepté l'acide oxalique. Il est vrai que Brugnatelli opérait sur des liqueurs acides; Darracq, à son tour (4), releva cette erreur en 1799, en montrant que l'acide oxalique était bien le meilleur réactif de la chaux, à la condition d'opérer sur des liqueurs neutres et qu'il fallait de préférence employer l'oxalate d'ammoniaque.

Signalons rapidement l'erreur de Cadet-Gassicourt (5), qui admettait la formation spontanée de l'acide oxalique, par la réaction de l'acide sulfurique sur l'alcool, quand les cristaux observés n'étaient que des sulfates de chaux et de plomb ainsi que Vogel l'a reconnu en 1813; celle de Vauquelin (6), qui croyait que le minerai appelé *honigstein* (pierre de miel), était de l'oxalate d'alumine; puis le mémoire de Braconnot. en 1808 (7), indiquant l'acide oxalique parmi les acides végétaux qui saturent la potasse et la chaux dans les plantes; celui de Trommsdorff (8), où il reconnaît la formation de l'acide oxalique par l'action de l'acide nitrique sur l'huile de la petite valériane; enfin le mémoire de Bérard (9) sur les suroxalates, dont voici les conclusions :

---

(1) Annales de chimie (1re série,) t. VI, p. 46.
(2) Loco cit., t. VI, p. 63.
(3) Loco cit., XXIX, p. 174.
(4) Loco cit., XL, p. 68.
(5) Loco cit., t. XXXV, p. 200.
(6) Loco cit., t. XXXVI, p. 212.
(7) Loco cit., t. LXV, p. 299.
(8) Loco cit., t. LXX, p. 95.
(9) Loco cit., t. LXXIII, p. 269.

1° Les oxalates solubles seuls peuvent prendre un excès d'acide pour former des sels moins solubles ;

2° La potasse est le seul alcali qui puisse former un quadroxalate ;

3° Dans tous les suroxalates, l'alcali est toujours combiné avec deux fois plus d'acide que dans l'oxalate neutre correspondant.

Nous verrons plus loin qu'il faut envisager d'une autre façon les oxalates, et que l'ammoniaque aussi peut former un quadroxalate.

Du reste, tous ces mémoires sont peu importants. Celui que Gay-Lussac (1) présenta à l'Institut, en 1829, sur la production de l'acide oxalique, quand on traite les matières organiques (sciure de bois, sucre, amidon, gomme, sucre de lait, etc.), par les hydrates de potasse ou de soude, offre plus d'intérêt et nous verrons dans la préparation de l'acide oxalique, que ce procédé est devenu industriel. On trouve dans le même mémoire un procédé pour transformer le tartre en oxalate, lequel consiste à soumettre 1 p. de potasse pour 1 p. de tartre en solution. à une pression de 25 atmosphères, dans des tubes métalliques chauffés à 200° ou 225°.

L'année suivante, M. Dumas découvrait l'*oxamide*, et en 1842, M. Balard (2) obtenait l'*acide oxamique*, en chauffant l'oxalate acide d'ammoniaque entre 220° et 230°. C'est ainsi que s'avança peu à peu l'étude de la formation et des propriétés de l'acide oxalique. Elle a été complétée, surtout depuis vingt ans, par les travaux de chimistes éminents, principalement par ceux de M. Berthelot, travaux que nous aurons souvent occasion de citer dans la suite de cette thèse.

§ 2. CONSTITUTION.

La constitution de l'acide oxalique ne fut connue que longtemps après sa découverte, et ce n'est guère que de nos jours qu'elle a été définitivement fixée.

Nous avons vu en effet Bergmann regarder le sucre comme un *hépar végétal*, où le principe huileux était rendu miscible à l'eau par

---

(1) Annales de chimie et de physique (2e série,) t. XLI, p. 398.

(2) Annales de chimie et de physique (3e série,) t. IV, p. 93.

l'acide saccharin. Lavoisier et Berthollet (1) ne connaissaient pas mieux sa nature. Ils pensaient que les acides végétaux renfermaient un radical uni à de l'oxygène, que ce radical était formé de carbone et d'hydrogène combinés de manière à ne former qu'une seule et même base, et que les acides végétaux différaient entre eux par les proportions suivant lesquelles les éléments sont unis dans le radical et par le degré d'oxygénation.

Berzélius (2) admettait deux sortes d'acides, les acides à *radical simple* ou *acides minéraux*, et les acides à *radical composé* ou *acides organiques*. L'acide oxalique avait pour radical l'*oxalyle* C^2O^2 lequel en se combinant à l'oxygène donnait de l'acide oxalique. C'était un radical simple, parce qu'il ne contenait pas d'hydrogène. « En effet, « dit Berzélius, si l'on fait l'analyse de l'acide oxalique au moyen du « chlorure d'or, comme l'a indiqué Van Mons, les expériences don- « nent pour résultat que la quantité d'or réduit correspond exacte- « ment à une composition telle de l'acide oxalique qu'elle *ne contient* « *pas d'hydrogène*. Cet acide résulte donc de 2 volumes de carbone et « de 3 volumes d'oxygène, ou en poids, de 66,24 d'oxygène et 33,76 « de carbone *sans hydrogène*. » Il ajoute cependant : « Cet acide a « tant de rapport avec les acides végétaux par toutes ses propriétés, « qu'on serait tenté de le ranger parmi les acides à radical composé, « bien qu'il ne contienne que du carbone et de l'oxygène. Du reste, « ses propriétés, par rapport à celles de l'acide carbonique ne peu- « vent être expliquées que par un radical composé, *quelque faible que* « *soit la quantité d'hydrogène*.

Gay-Lussac (3), qui, dans son cours de chimie, traitait l'acide oxalique avec les acides végétaux, disait qu'il devrait être étudié dans la chimie minérale proprement dite, parce qu'il ne renfermait que du carbone et de l'oxygène. Il le regardait comme un acide intermédiaire entre l'oxyde de carbone et l'acide carbonique, formé de 2 atom. de carbone et de 3 atom. d'oxygène, ou bien de 1 atom. de gaz carbonique et de 1 atom. de gaz oxyde de carbone.

(1) Berthollet — Statique chimique, t. I, p. 218.

(2) Annales de chimie et de physique (2e série,) t. XVIII, p. 155 et Traité de chimie. t. II.

(3) Gay-Lussac — Cours de chimie, leçon 24e, t. II.

Dœbereiner (1), d'après l'action que l'acide sulfurique fumant exerce sur l'acide oxalique, concluait de même « qu'il ne contenait pas « d'hydrogène, car s'il en contenait, on aurait de l'acide sulfureux « ou bien si l'hydrogène se combinait avec une portion de l'oxygène « de l'acide oxalique, le gaz carbonique et l'oxyde de carbone ne « seraient plus dans le même rapport. » Il proposait de le nommer *acide carboneux* ou *acide hypocarbonique*, et de le considérer comme un oxyde de carbone, avec la formule CO 1 1/2.

Ainsi donc, l'acide oxalique était rangé parmi les oxacides minéraux, bien que Berzélius y eût soupçonné la présence de l'hydrogène. Dulong (2) est le premier qui, en 1816, ait envisagé l'acide oxalique comme un hydracide. C'était l'idée de Davy, qui, l'année précédente, avait proposé de ne plus considérer comme des acides, les acides oxygénés anhydres, mais les acides hydratés, et d'admettre que tous ces corps sont analogues aux hydracides, et forment des sels par la substitution d'un métal à l'hydrogène. Suivant Dulong, les oxacides possédaient une constitution binaire, comme les hydracides; comme ces derniers, ils renfermaient de l'hydrogène, mais cet élément y était uni, non pas à un corps simple, mais à un radical oxygéné faisant fonction de corps simple. L'oxalate d'argent se dédoublant par la chaleur en acide carbonique et en argent, Dulong admettait que l'acide oxalique est de l'acide carbonique auquel serait ajouté de l'hydrogène, et que dans les oxalates, cet hydrogène s'unit à l'oxygène des oxydes pour former de l'eau et est remplacé par le métal.

L'hypothèse de Dulong, faisant prévoir une multitude de radicaux, jusque-là inconnus, fut considérée comme devançant par trop l'expérience, et abandonnée sans qu'il fût cependant possible de la démontrer fausse. M. Liebig (3) disait « qu'elle était un sens profond, par ce lien qu'elle établit entre les combinaisons chimiques ; » mais fidèle aux idées de son époque, il donnait à l'acide oxalique la même formule que Berzélius et lui attribuait la composition suivante :

---

(1) Annales de chimie et de physique (2e série,) t. XIX, p. 83.

(2) Diction. Wurtz, Discours préliminaire.

(3) Annales de chimie et de physique, t. LXVIII, p. 5.

2 atom. carbone,	= 152.87	33.76
3 atom. oxygène,	= 300.00	66.24
1 atom. acide oxalique anhydre,	= 452.87	100.00
1 atom. eau d'hydratation,	= 112.48	
1 atom. acide hydraté (séché à 100°)	= 565.35	
2 atom. eau de cristallisation,	= 224.96	
1 atom. acide oxalique cristallisé,	= 790.31	

M. Dumas (1) n'admettait pas non plus l'hypothèse de Dulong. Il donnait une composition de l'acide oxalique analogue à celle qu'avait donnée M. Liebig. Toutefois, il ajoutait : « L'acide oxalique « étant un acide bien plus puissant que l'acide carbonique, quoique « celui-ci soit un acide plus oxygéné du même radical, il est à croire « qu'il n'est pas simplement *formé de carbone et d'oxygène.* »

Telle fut l'opinion des chimistes sur la nature de l'acide oxalique, jusqu'au moment où Laurent et Gerhardt, généralisant les idées de Graham et de M. Liebig, montrèrent que tous les acides renferment 1, 2, 3 équivalents d'hydrogène, remplaçables par 1, 2, 3 équivalents de métal, selon qu'ils sont *mono, bi* ou *tribasiques*. L'acide oxalique devait être rangé parmi les acides bibasiques et sa formule C^2O^3,HO devait être doublée et s'écrire $C^4(H^2)O^8$.

La distinction faite par MM. Wurtz (2) et Kékulé entre la basicité et l'atomicité, a permis à M. Wurtz (3) de fixer la constitution de l'acide oxalique et de montrer qu'il dérive d'un alcool diatomique, le glycol, et qu'il est au glycol ce que l'acide acétique est à l'alcool.

L'oxydation du glycol s'accomplit de telle sorte que 2 équiv. d'oxygène se substituent à 2 équiv. d'hydrogène dans le radical $(C^4H^4)''$ pour l'acide glycolique, tandis que pour l'acide oxalique, c'est 4 équiv. d'oxygène qui se substituent à 4 équiv. d'hydrogène dans le même radical.

$$\underbrace{\left.\begin{matrix}(C^4H^4)'' \\ H^2\end{matrix}\right\} O^4}_{\text{glycol}} + O^4 = H^2O^2 + \underbrace{\left.\begin{matrix}(C^4H^2O^2)'' \\ H^2\end{matrix}\right\} O^4}_{\text{acide glycolique}}$$

(1) Diction. Wurtz, p. 50, t. I, et traité de chimie (Dumas)

(2) Diction. Wurtz. p. 517, t. I.

(3) Journal de pharmacie (4e série,) t. XXXII, p. 81, et traité de chimie (Wurtz)

$$\underbrace{\left.\begin{matrix}(C^4H^4)''\\ H^2\end{matrix}\right\}}_{\text{glycol}} O^4 + O^8 = 2(H^2O^2) + \underbrace{\left.\begin{matrix}(C^4O^4)''\\ H^2\end{matrix}\right\} O^4}_{\text{acide oxalique}}$$

Ces deux acides sont ***diatomiques***, mais l'acide glycolique est monobasique parce que, par l'introduction de 2 équiv. d'oxygène dans le radical, 1 seul équiv. d'hydrogène typique est devenu capable d'être remplacé par un métal. L'autre continue à jouer le rôle qu'il remplissait dans le glycol lui-même. Il est remplaçable par un radical d'acide : c'est un acide-alcool.

L'acide oxalique est bibasique, parce que 4 équiv. d'oxygène s'étant introduits dans le radical à la place de 4 équiv. d'hydrogène grâce à ce voisinage, les 2 équiv. d'hydrogène typique sont devenus basiques. Telle est du moins l'interprétation de M. Wurtz. Mais on peut le faire dériver plus simplement de l'alcool éthylique, lequel donne par oxydation de l'aldéhyde, de l'acide acétique, puis les acides glycolique et oxyglycolique, et enfin de l'acide oxalique.

CHAPITRE II

ÉTAT NATUREL ET FORMATION DE L'ACIDE OXALIQUE

§ I. — ETAT NATUREL.

L'acide oxalique est le plus répandu de tous les acides organiques. On le rencontre dans les trois règnes de la nature, rarement à l'état libre. Cependant on l'a trouvé à cet état dans les vésicules des pois chiches (*cicer arietinum*). Il est presque toujours combiné à la chaux, à la potasse, à la soude ; quelquefois au fer et à la magnésie.

Dans le *règne minéral*, Braconnot (1) a signalé en 1825 la présence de l'*oxalate de chaux*. Mais ce n'est pas, à proprement parler, un minerai. Il le décrit comme une matière jaunâtre, qu'il suppose provenir de la décomposition des lichens, dont il sera question plus bas.

L'*oxalate ferreux* constitue un véritable minerai, connu sous le nom de *humboldtine*. Il se présente en masses compactes ou terreuses, d'un jaune plus ou moins orangé, ternes ou d'un éclat résineux, recouvrant ou pénétrant le lignite, à Gross, à Almerode, en Hesse, et à Koloseruk, près Belin, en Bohême.

Caractères : dans le tube, donne de l'eau, noircit et devient magnétique avec les flux, réactions du fer. Dureté, 2; densité, 2,13 à 2,49.

C'est Breithaupt qui le trouva dans le moorkohle (lignite friable), et lui donna le nom d'eisen-resin ou mellate de fer. Mais M. Mariano de Rivero (Pérou), en ayant fait l'analyse (2), reconnut qu'il était composé de 53,86 de protoxyde de fer et de 46,14 d'acide oxalique. Il lui donna le nom d'*humboldtine* en l'honneur de Humboldt. Sa

(1) Annales de chimie et de physique (2e série,) t. XXVIII, p, 318.

(2) Annales de chimie et de physique (2e série,) t. XXVIII.

présence dans les lignites peut s'expliquer facilement si l'on regarde le lignite friable comme résultant de la décomposition des *plantes herbacées*. Ces plantes, en effet, contiennent de l'acide oxalique et du fer, tandis que les plantes ligneuses ne contiennent pas d'acide oxalique.

Dans le *règne végétal*, on trouve l'acide oxalique à l'état d'oxalate de chaux, de potasse, de soude, de fer et de magnésie. — *L'oxalate de chaux* (1) est le plus répandu. En effet, il est fort peu de plantes dans lesquelles certaines cellules, soit dans un organe, soit dans un autre, ne renferment des cristaux bien formés de sels divers, principalement d'oxalate de chaux ; et une particularité digne de remarque, c'est que, sauf quelques exceptions, les cellules dans lesquelles existent ces cristaux ne renferment pas d'autres matières solides; par exemple, pas de grains de chlorophylle, ni d'amidon.

L'oxalate de chaux se montre en cristaux différents, parmi lesquels les plus répandus sont des aiguilles très fines, réunies côte à côte, en faisceaux épais qui occupent presque entièrement la cavité de cellules particulières. Ces cristaux ont été nommés *raphides* par de Candolle, aux yeux de qui c'étaient « des faisceaux de poils ou de pointes de consistance assez roide. » Quant aux cellules qui les contiennent, elles se distinguent le plus souvent par leur grandeur de celles du tissu environnant. Turpin les avait regardées comme des organes particuliers percés à leurs deux extrémités opposées, sur lesquelles ils auraient pu lancer les corps logés dans leur cavité. De là le nom de *biforines* qu'il leur avait donné.

Les autres cristaux sont tantôt isolés, tantôt réunis plusieurs ensemble en un groupe cohérant arrondi, qui présente, à sa surface et de tous les côtés, l'extrémité libre des cristaux dont tout le reste est adhérent en une masse commune. Mais qu'ils soient isolés ou réunis, ils sont toujours libres dans leur cellule et ne sont mélangés d'aucune matière étrangère.

L'oxalate de chaux est extrêmement abondant dans certaines plantes, à ce point que, d'après M. Schleiden, dans une plante grasse, fort curieuse par sa tige en colonne épaisse, chargée d'une grande quantité de longs poils blancs, le *pilocereus senilis*, une fois l'eau dé-

(1) DUCHARTRE — (Botanique.)

duite, il reste 0,855 de ce sel contre 0,145 de matières végétales et d'autres matières organiques.

Suivant Braconnot (1), il est aussi très répandu dans certains lichens qui croissent sur les pierres calcaires et sur les vieux hêtres, principalement dans la *variolaire*. Ces lichens peuvent en contenir jusqu'à la moitié de leurs poids. Mais il diminue progressivement à mesure que les espèces perdent la contexture crustacée, grenue, pour prendre un aspect foliacé membraneux ou cartilagineux.

Parmi les autres végétaux qui renferment de l'oxalate de chaux en quantité notable, il faut citer les rhubarbes de Chine et de Moscovie. Si l'on examine au microscope une coupe de leur racine, on voit que les cristaux y sont fort nombreux. Ils ressemblent à des sphères épineuses, mesurant environ 120 millièmes de millimètre. Leurs angles saillants sont généralement arrondis. Les rhubarbes indigènes contiennent aussi ces cristaux, mais en moins grande quantité que les rhubarbes exotiques.

Les plantes qui viennent sur le bord de la mer, telles que les chénopodées, les arroches, les amarantes, contiennent de l'oxalate de soude.

Les feuilles de belladone (2) contiennent de l'oxalate de magnésie.

Enfin, le sel d'oseille du commerce, principalement formé par du bioxalate, mélangé d'une certaine quantité de quadroxalate, se trouve dans différentes espèces de rumex (polygonées) et d'oxalis (oxalidées). — Les bolets et d'autres champignons renferment de l'oxalate acide de potasse, ainsi que de l'oxalate de fer et de magnésie.

Dans le *règne animal*, on trouve quelquefois de l'oxalate de chaux dans la vessie, sous forme de calculs sphéroïdaux, souvent mamelonnés et hérissés de pointes qu'on appelle *calculs mûraux* ou *moriformes*, à cause de leur ressemblance avec une mûre. Ces cristaux bruns au dehors et gris à l'intérieur, d'un tissu homogène, striés et offrant le poli de l'ivoire, peuvent acquérir le volume d'un œuf de poule. Densité = 1,4 à 2,0.

Lassaigne a trouvé le même sel dans la liqueur allantoïque de la vache; Schmidt l'a reconnu dans le mucus de la vésicule biliaire de

(1) Annales de chimie et de physique (2e série,) t. XXVIII, p. 318.

(2) Annales de chimie (1re série,) t. LXV, p. 222

l'homme, du bœuf, du chien, du lapin, du brochet ; sur la muqueuse de l'utérus, etc. On le trouve constamment dans l'urine des herbivores. Chez l'homme sain, c'est surtout l'urine du matin qui laisse déposer des cristaux de ce sel. La forme de ces cristaux est des plus nettes. Mais ils sont très petits. Aussi, pendant longtemps, ils ont échappé à l'observation. Ce sont des octaèdres, dérivant du système cubique. On trouve quelquefois ces octaèdres aplatis ou allongés et étroits, quelquefois aussi les arêtes sont tronquées et remplacées par de petites facettes de décroissement.

§ 2. — MODES DE FORMATION.

Si l'acide oxalique est très-répandu dans la nature, on peut également le former par l'oxydation de tous les corps fondamentaux sur lesquels repose la chimie organique : carbures, — alcools, — alcools polyatomiques, — acides.

1° *Carbures d'hydrogène* (1).

L'acétylène peut s'unir à l'oxygène dans le rapport de deux volumes oxygène pour un volume acétylène en formant de l'*acide oxalique.*

$$C^4H^2 + 2O^4 = C^4H^2O^8$$

Pour cela, on fait tomber goutte à goutte une solution de permanganate de potasse additionnée de potasse caustique dans un flacon contenant de l'acétylène. La liqueur se décolore presque aussitôt en précipitant des flocons bruns de peroxyde de manganèse : Il suffit de la filtrer, de la rendre acide par l'acide acétique et d'y verser un sel de chaux, pour observer un précipité caractéristique d'oxalate de chaux.

Le chlorure d'éthylène perchloré ($C^4 Cl^6$), dérivé chloré de l'acétylène, traité par la potasse aqueuse à 200° ou par la potasse alcoolique à 100°, fournit de l'*acide oxalique.*

$$C^4Cl^6 + 8\,(KO,HO) = C^4O^6,2KO + 6KCl + 4H^2O^2$$

(1) Ces réactions sont en grande partie tirées du Traité élémentaire de chimie organique de M. Berthelot.

L'éthylène, traité comme l'acétylène par le permanganate de potasse, donne les mêmes réactions.

$$C^4H^4 + 5O^2 = C^4H^2O^8 + H^2O^2$$

La benzine est oxydée lentement par l'oxygène naissant fourni par le permanganate de potasse. Dans une liqueur acide, elle est changée en eau et en acide carbonique. En présence d'un alcali, elle donne de l'acide oxalique.

$$C^{12}H^6 + 12O^2 = 3(C^4H^2O^8)$$

Cette réaction ne doit pas paraître étonnante, puisque la benzine est formée par la condensation de trois molécules d'acétylène.

Parmi les produits résultant de l'action de l'acide azotique sur l'essence de térébenthine se trouve l'acide oxalique.

2° *Alcools.*

L'alcool éthylique traité par le permanganate de potasse en solution alcaline donne de l'acide oxalique. L'acide azotique étendu en fournit également par addition croissante d'oxygène aux produits qui se forment d'abord.

L'alcool méthylique, chauffé avec de l'hydrate de potasse seul, donne aussi de l'acide oxalique.

$$2(C^2H^4O^2) + 2(KHO^2) = C^4K^2O^8 + H^{10}$$

3° *Alcools polyatomiques.*

Si l'on dispose sous la glycérine étendue d'eau une couche d'acide azotique étendu et qu'on porte à l'ébullition, il se fait de l'acide oxalique.

Nous avons vu que le *glycol* donne également de l'acide oxalique par l'action de l'acide nitrique ou de l'hydrate de potasse à 250°.

Les *alcools hexatomiques* ou *polysaccharides* ou *hydrates de carbone* : glucoses, lévuloses, saccharoses, mannite, amidon, etc., sont les corps qui fournissent surtout de l'acide oxalique par l'action de l'acide azotique.

Cette oxydation peut avoir lieu par la seule action de l'air. Si, en effet (1), on abandonne pendant sept mois dans un grand flacon une

(1) Berthelot. — Répertoire de chimie pure, (1860) t. II, p. 268.

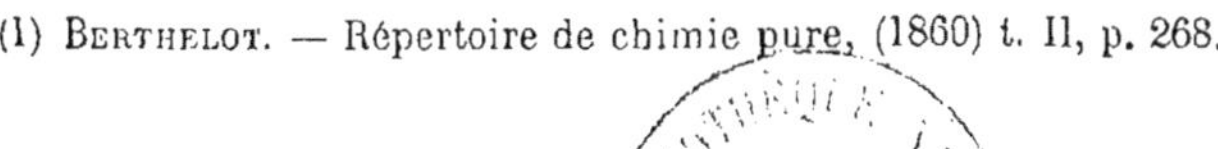

solution de sucre de canne avec un peu de chaux éteinte, le tout placé sous une couche d'essence de térébenthine, on obtient une proportion notable d'acide oxalique.

4° *Acides.*

L'acide formique, combiné à la potasse et chauffé avec un excès de baryte, donne de l'oxalate avec dégagement d'hydrogène.

$$2(C^2H^2O^4) = C^4H^2O^8 + H^2$$

L'acide acétique, ou plutôt un acétate alcalin, traité par le permanganate de potasse à 100°, s'oxyde lentement avec formation d'acide oxalique.

$$C^4H^4O^4 + 3O^2 = C^4H^2O^8 + H^2O^2$$

L'acide glycolique est changée par les oxydants en acide oxalique;

L'acide lactique donne les acides acétique, formique et oxalique;

L'acide malique donne de l'acide oxalique avec l'acide nitrique. Avec la potasse en fusion, on obtient les acides oxalique et acétique;

Les acides tartrique et citrique donnent la même réaction que l'acide malique avec la potasse.

§ 3. RELATIONS ENTRE L'ÉTAT NATUREL ET LES MODES DE FORMATION.

On voit par ces exemples, que l'acide oxalique se forme par l'oxydation de la plupart des substances organiques. Nous savons aussi qu'il existe dans les trois règnes de la nature; surtout dans le règne végétal. Que faut-il conclure de cette coïncidence? et peut-on expliquer sa formation dans les végétaux par sa formation artificielle? Cette question se rattache à l'assimilation en général, difficile problème de chimie physiologique, qui divise encore les savants. Mais elle n'a pas encore été, à ma connaissance, posée pour l'acide oxalique en particulier. Je dirai tout de suite que je ne l'ai pas abordée, dans l'espoir de la résoudre. J'ai été frappé du rôle singulier de l'acide oxalique et je me suis proposé simplement de tirer, si faire se pouvait, une conséquence des travaux de nos savants maîtres.

« On a pu réaliser, dit M. Berthelot (1), la formation des principes « immédiats, sans le concours des forces particulières à la nature vi« vante. En imitant les mécanismes qui président à la formation de « ces principes dans les végétaux, on peut établir que *les effets chimi« ques de la vie sont dûs au jeu des forces chimiques ordinaires*, au même « titre que les effets physiques et mécaniques de la vie ont lieu sui« vant des forces purement physiques et mécaniques. »

Appliquons ces paroles au sujet qui nous occupe, cherchons dans les phénomènes chimiques qui président à la formation de l'acide oxalique dans les laboratoires, ceux qui peuvent expliquer sa formation dans les végétaux, et partant de ce principe qu'il ne faut admettre les hypothèses qu'autant qu'elles s'appuient sur des faits, voyons celles que l'on doit rejeter, celles que l'on peut admettre.

Suivant M. Liebig (2), l'assimilation dans les végétaux peut être considérée comme une appropriation de l'hydrogène de l'eau, et du carbone de l'acide carbonique, par suite de laquelle se sépare tout l'oxygène de l'eau et de l'acide carbonique, comme pour les huiles volatiles non oxygénées, ou une partie seulement de l'oxygène de l'acide carbonique, pour les corps oxygénés : acides, ligneux, amidon, etc. M. Liebig admet en outre que les acides tartrique, malique et saccharique renferment de l'acide oxalique à *l'état de copule*. Il pense que l'acide oxalique est le premier produit de l'assimilation du carbone et il en fait dériver les acides malique et tartrique par substitution d'hydrogène à l'oxygène.

Je ne pense pas qu'on puisse admettre cette hypothèse, car elle ne repose sur aucun fait.

Mais on peut admettre avec M. Dumas, que la synthèse de l'acide oxalique obtenue en 1868 par M. Drechsel (3), en faisant passer un courant rapide d'anhydride carbonique dans un mélange de sodium et de sable sec, récemment calciné et maintenu à la température d'ébullition du mercure, résulte d'une fixation d'hydrogène sur l'acide

(1) Chimie organique fondée sur la synthèse.

(2) Journal de pharmacie, t. XXXVII, p. 226. (3e série)

(3) Annales de chimie et de pharmacie, t. CXIII, p. 299. (1860)

carbonique, et que l'acide oxalique dans les végétaux est produit de même par l'union de l'hydrogène avec l'acide carbonique, sous l'influence de la végétation et de la lumière.

On peut admettre également, avec M. Boussingault (1), que par 'action de la lumière solaire, et sous l'influence de la matière verte, l'acide carbonique est transformé en oxyde de carbone, en perdant une proportion d'oxygène. On peut encore expliquer ainsi la formation de l'acide oxalique. Sur cet oxyde de carbone, en effet, les éléments de l'eau peuvent se fixer pour donner de l'acide formique, l'un des acides les plus répandus dans la végétation. On ne sait comment se produit cette fixation de l'eau sur l'oxyde de carbone dans les végétaux, mais les expériences du laboratoire nous montrent que l'union de l'eau et de l'oxyde de carbone produit de l'acide formique, lequel donne de l'acide oxalique, quand on le traite par les hydrates alcalins. On peut admettre que dans les végétaux, deux molécules d'acide formique se soudent pour donner de l'acide oxalique avec élimination d'hydrogène, ou bien encore qu'une molécule d'acide carbonique se fixe sur une molécule d'acide formique. Cette dernière synthèse a été, en effet, réalisée (2) par M. Berthelot, en faisant réagir l'acide nitrique sur les cyanures. Un équivalent de cyanogène se transforme en acide carbonique, lequel s'unit à l'état naissant à un équivalent d'oxyde de carbone produit par un deuxième équivalent de cyanogène.

Suivant une autre théorie de l'assimilation (3), le carbone provenant de la réduction de l'acide carbonique, fixe les éléments de l'eau pour former les hydrates de carbone $C^n (H^2 O^2)^m$: glucoses, saccharoses et amyloses, ces deux derniers pouvant se transformer en glucoses, par fixation d'une molécule d'eau. La glucose, en effet, semble être le point de départ de tous les autres corps que l'on rencontre dans les végétaux. Elle se trouve partout dans les organes en contact avec les ferments : diastase, albumine, glutine. Ces corps agissent sur elle de telle façon, qu'ils la transforment en alcools, en aldéhydes, en éthers, en acides, transformations qui varient suivant les organes

(1) Diction. Wurtz, t. I, p. 437.

(2) Journal de pharmacie, t. XXXIX, p. 284. (3e série)

(3) Marchand.—Substances fournies à la médecine par les Thérébinthacées, p.52

et surtout suivant les conditions dans lesquelles se trouvent ces organes.

Au nombre des acides se trouve surtout l'acide oxalique, qui d'après la théorie, serait formé par l'action des ferments sur la glucose, de même qu'il se forme dans les laboratoires par l'oxydation des hydrates de carbone. Les autres acides sont : l'acide lactique, l'acide succinique, l'acide malique, l'acide tartrique et l'acide citrique. Mais si nous examinons l'action que les corps oxydants font subir à ces acides dans nos creusets, nous trouverons une autre source d'acide oxalique dans les plantes.

L'acide lactique, nous l'avons vu, donne ainsi de l'acide acétique, de l'acide formique et de l'acide oxalique.

L'acide succinique peut être considéré comme de l'acide oxalique uni à C^4H_4 :

$$C^4H^2O^8 + C^4H^4 = C^8H^6O^8$$

L'acide malique est de l'acide succinique ayant fixé O^2, qui se dédoublerait sous l'influence des ferments dans les fruits, en acide oxalique et en acide acétique.

$$C^8H^6O^8 = (C^8H^6O^8 + O^2) + H^2O^2 = C^4H^2O^8 + C^4H^4O^4 + H^2$$

L'acide tartrique qui peut être considéré comme une oxydation de l'acide malique, se dédoublerait également, sous la même influence en acide acétique et en acide oxalique.

$$C^8H^6O^{12} = C^4H^2O^8 + C^4H^4O^4$$

L'acide tartrique pourrait donc être défini : une combinaison d'une molécule d'acide oxalique avec une molécule d'acide acétique. On peut supposer un corps analogue dans lequel il entrerait une molécule d'acide oxalique contre deux d'acide acétique et l'on aurait l'acide citrique :

$$C^{12}H^8O^{14} + H^2O^2 = C^4H^2O^8 + 2(C^4H^4O^4)$$

On sait que la décomposition se passe ainsi dans les laboratoires avec la potasse.

Cette hypothèse, bien qu'on n'ait pas réalisé la synthèse des hydrates de carbone, est cependant plus admissible que celle de Liebig, qui regarde l'acide oxalique comme le générateur de tous les autres acides végétaux. Elle repose, en effet, sur des expériences, tandis que l'on n'a pas encore réalisé le phénomène inverse, c'est-à-dire la synthèse de l'acide succinique en fixant C^4H^4 sur l'acide oxalique, etc.

Est-ce à dire pour cela que je suppose le problème résolu et que les choses se passent ainsi dans les plantes. Malheureusement rien ne peut nous le prouver. Le milieu physiologique est tellement spécial et assujetti à des conditions si délicates, que les phénomènes dont il est le théâtre demeurent hors de notre portée ; aussi ne faut-il pas s'étonner que certains botanistes renoncent même à les expliquer et disent avec M. Jul. Sachs (1) : « Qu'il n'existe pas même aujourd'hui « une théorie de l'assimilation et des changements de matière dans « les végétaux. »

---

(1) DUCHARTRE. — (Botanique).

CHAPITRE III

PRÉPARATION DE L'ACIDE OXALIQUE. — PURIFICATION DE L'ACIDE DU COMMERCE

§ 1. — PRÉPARATION DANS LE LABORATOIRE.

L'acide oxalique peut se préparer dans les laboratoires en chauffant 1 p. de sucre avec 2 p. d'acide azotique, ou bien 1 p. d'amidon avec 3 p. d'acide azotique. Quand les vapeurs rutilantes ont cessé, on évapore au bain-marie et on laisse cristalliser. On décante l'eau-mère, on y ajoute de l'acide azotique, on évapore et on obtient de nouveaux cristaux qu'on réunit aux premiers. On les purifie par une seconde cristallisation.

On le retire également du sel d'oseille. Il suffit de traiter sa solution par l'acétate de plomb, puis de décomposer le précipité d'oxalate de plomb par l'acide sulfurique.

Mais l'acide oxalique est devenu un produit commercial. Je crois donc plus utile de donner quelques procédés industriels de la fabrication de cet acide et d'insister sur sa purification, que de m'étendre sur sa préparation dans les laboratoires.

§ 2. PRÉPARATION INDUSTRIELLE.

Les procédés industriels pour obtenir l'acide oxalique sont de deux sortes : ou bien on les retire des végétaux, ou bien on traite les matières organiques par les corps oxydants.

I. Extraction des Végétaux.

1° *Procédé de la Forêt-Noire* (*Souabe*).

C'est le procédé primitif pour retirer le sel d'oseille du suc de différentes espèces de *rumex* et d'*oxalis*.

On cueille la plante encore jeune, mais cependant bien développée. On la pile dans de grandes auges formées par des madriers réunis au moyen de cercles en fer. Une porte exactement close est pratiquée sur l'un des côtés du mortier. Les pilons sont aussi en bois et formés de deux pièces, l'une verticale et l'autre horizontale. Ils sont mis en mouvement au moyen d'une roue.

La porte sert à faire écouler le jus quand la plante a été suffisamment pilée. Le marc est soumis à la presse, puis délayé dans l'eau et porté de nouveau dans le mortier. Après avoir pilé une deuxième fois, on réitère la même manœuvre. On réunit toutes les liqueurs dans un cuvier et l'on y délaie environ 10 kilogrammes de terre blanche argileuse pour 1,200 litres de suc. On laisse reposer vingt-quatre heures. On décante et on filtre le dépôt. Le liquide est évaporé jusqu'à pellicule et abandonné dans des terrines à la cristallisation. On a ainsi du sel d'oseille dont il est facile de retirer l'acide oxalique.

2° *Procédé Loaisel de Saulnays et Pothier* (21 juin 1858).

Ce procédé consiste à extraire l'acide oxalique des chénopodées, plantes qui croissent en abondance en Espagne et qu'on peut aussi récolter en France. Les espèces auxquelles on doit donner la préférence sont les suivantes :

1° *Salsola sativa ; salsola soda ;*

2° *Anthrochemum fruticosum* ; *Salicornia fruticosa ;*

3° *Salicornia herbacea ; Suæda setigera.*

La plante est récoltée au point convenable de sa croissance et soumise d'abord à un broyage léger. On la fait macérer dans l'eau quelques jours, puis on soumet à une forte pression. Ce suc est mis dans de grands cuviers qu'on ne remplit qu'à moitié. On précipite alors par une liqueur de sulfure de baryum. Le précipité d'oxalate de baryte est décomposé par l'acide sulfurique.

Ce procédé est une modification de celui donné par Gay-Lussac et qui consistait à traiter le suc de la barille par le chlorure de baryum.

Il présente cet avantage que le sulfate de baryte peut être de nouveau transformé en sulfure et utilisé pour une autre opération.

3° *Procédé Pernod* (25 février 1869).

Dans la fabrication de la garancine, on traite la garance en poudre à l'ébullition par l'acide chlorhydrique ou sulfurique étendu d'eau. Après deux ou trois heures d'ébullition, la garance est soumise à des lavages répétés qui ont pour but de la débarrasser des matières solubles qu'elle renferme et de l'acide employé pour ce traitement.

Cette opération met en liberté une grande quantité d'acide oxalique provenant de la décomposition de l'oxalate calcaire contenu dans la garance. On peut recueillir cet acide que jusqu'ici on laissait perdre, en dirigeant les eaux de lavage dans de grands réservoirs où elles sont saturées par de l'hydrate de chaux. Un précipité abondant, composé en grande partie d'oxalate calcaire se forme immédiatement. Après deux ou trois heures de repos, on décante le liquide surnageant et on le rejette. Le dépôt calcaire recueilli est ensuite traité à l'ébullition par Q. S. d'acide sulfurique. La matière refroidie est jetée sur un filtre en laine et le produit de la filtration est évaporé dans une chaudière de plomb jusqu'à ce que l'acide commence à cristalliser. On le purifie par des cristallisations successives.

II. Préparation de l'acide oxalique par l'action des corps oxydants sur les matières organiques.

1° *Procédé Mowbray-Laming* (10 janvier 1853).

Il consiste à traiter les mélasses, les glucoses, la glycérine par l'*acide sulfurique d'abord*, puis par l'acide azotique.

On met, par exemple, dans une cuve de plomb, 375 kilog. de mélasse; on y ajoute des eaux-mères, *et 5 kilog. acide sulfurique* dans le but de clarifier la mélasse. Quand elle est éclaircie, on coule le tout dans une deuxième cuve de plomb, où l'on met 7,000 kilog. d'eaux-mères. On y verse 400 kilog. d'acide nitrique, on mélange bien et on fait chauffer à la vapeur jusqu'à 30° centig. afin de produire un dégagement très-modéré de gaz nitreux, gaz qui sera enlevé par un tuyau d'appel et absorbé par de l'eau ou un autre liquide.

Après vingt-quatre heures, la liqueur est versée dans une troisième cuve au moyen d'une pompe. On la laisse vingt-quatre heures dans cette nouvelle cuve, pour que les matières étrangères se déposent et on la coule dans une quatrième cuve où l'on verse 30 kilog. acide sulfurique concentré. Puis on ajoute par parties successives le reste de l'acide azotique nécessaire à la production de l'acide oxalique. Si l'opération est bien conduite, la quantité ne doit pas dépasser 1,000 kilog. Dans ce but, on ajoute l'acide azotique par portions de 150 kilog. toutes les douze heures et on maintient la température du liquide à 38° centig. pendant les douze premières heures ; à 43° pendant les douze heures suivantes ; à 49° pendant les douze autres heures et enfin à 54° pendant le reste de l'opération.

Après les cinquante premières heures, on enlève des échantillons dans une capsule toutes les six heures, et on met cette capsule dans l'eau froide. Lorsqu'on obtient une bonne cristallisation, on coule la liqueur dans des cristallisoirs. On récolte, on lave et on sèche les cristaux à la manière ordinaire.

2° *Procédé Firmin* (*Lancaster-Angleterre*). (13 octobre 1856.)

Il repose sur le traitement du sucre, de la mélasse ou de l'amidon par l'acide nitrique. Mais le vase où se fait la réaction est couvert, de façon que les gaz nitreux sont forcés de traverser une dissolution saccharine, avant de s'échapper. On les recueille du reste dans un gazomètre en même temps qu'un courant d'oxygène et quand ils ne sont plus colorés on les ramène dans le vase où s'opère la réaction. Ce dernier vase est construit en ardoise ou en bois doublé de plomb épais, et on place dedans un serpentin de tubes à vapeur pour chauffer la dissolution.

Quand tout le sucre est converti en acide, on vide le vase, on fait évaporer la liqueur et on la verse dans des cristallisoirs. On recueille l'acide, tandis que les eaux sont réunies avec une nouvelle quantité de sucre et traitées comme auparavant.

3° *Procédé Thomas Roberts et John Dale* (*Manchester, Angleterre*). (20 mai 1857.)

C'est une modification du procédé indiqué par Gay-Lussac en 1829. Il consiste à soumettre la sciure de bois à l'action combinée et simultanée de la potasse et de la soude caustique, ou d'un mélange de potasse et de soude caustique avec les carbonates de ces deux alcalis. On obtient ainsi un produit plus abondant qu'avec la soude ou la potasse seules.

On prend un mélange de 2 p. de potasse et de 3 p. de soude caustique d'une densité de 1,35 environ; et pour 100 p. d'alcali *absolu* que contient la solution, on prendra 30 à 40 p. de sciure de bois. Celle-ci est étendue sur des plateaux en fer et on y mélange la solution alcaline en la répandant uniformément sur le plateau et dans les proportions ci-dessus indiquées. On élève la température pendant quatre à six heures, suivant la concentration de l'alcali, d'abord pour éliminer l'eau du mélange. Puis on continue à chauffer en agitant constamment jusqu'à 175 à 200 degrés centig., et l'on maintient cette température jusqu'à ce que la sciure de bois ait disparu.

Le produit obtenu est l'oxalate brut de soude, contenant des alcalis caustiques et des carbonates. Pour le purifier, on le place, quand il est refroidi, dans des baquets en fer ou autres vases disposés par séries, où on le soumet à une sorte de lixiviation avec de l'eau froide ou chaude. On continue jusqu'au moment où la liqueur qui découle du vase marque 1,050. L'oxalate de soude qui reste dans les vases est alors presque pur. On peut le convertir soit en bioxalate, soit en acide oxalique.

4° *Procédé Durand de Saint-Rambert (Rhône).* (15 janvier 1863.)

Il repose sur le traitement par l'acide nitrique des carbures d'hydrogène légers, distillant de 70 à 78° centig. et provenant de la distillation de la houille, de certaines lignites, etc.

On fait arriver de l'acide nitrique à 50° dans les benzines légères, en ayant soin de mettre un appareil condensateur pour recueillir la dartie qui distille par suite de la chaleur produite par la réaction. L'acide ainsi obtenu et cristallisé une deuxième fois est dans un état de pureté parfaite.

5° *Procédé Laurent, Castelhaz et Basset* (10 février 1865).

Ce procédé était destiné à remplacer ceux que nous venons de donner et qui présentent les deux inconvénients suivants : emploi d'une quantité trop considérable d'acide azotique et production d'une grande masse de résidus. Ces deux inconvénients sont évités en traitant préalablement *par l'acide sulfurique affaibli* les matières hydrocarbonées : fécule, sucres, mélasses-résidus, cellulose, mais de préférence les *matières albuminoïdes* provenant de déchets industriels d'un prix peu élevé : rognures de cuir, chiffons de laine, bourre et poils, rognures de corne, marcs de colle, déchets de tannerie, chair musculaire, etc.

On prend 100 p. de l'un quelconque de ces déchets animaux et on les introduit dans une égale quantité d'une solution d'acide sulfurique au 1/5 portée préalablement à l'ébullition. Cette opération constitue la *désagrégation.*

On prépare, d'autre part, une dissolution d'acide azotique à 36° B., dans la proportion de 90 p. pour 200 ou 210 p. d'eau. On porte le tiers de cette quantité à 80° cent. et on y introduit le produit du traitement sulfurique. Toute la matière se dissout en peu de temps et la liqueur prend une couleur ambrée. On maintient la température jusqu'à cessation de vapeurs nitreuses, et lorsque la réaction est terminée, on soutire ou l'on filtre et l'on met en cristallisation. Les eaux-mères sont traitées de nouveau par l'acide azotique et elles cristallisent à plusieurs reprises. De cette manière, 100 p. de matière subissent au maximum l'action de 90 à 100 p. d'acide azotique à 36° B., mais cette proportion peut être réduite à 65 ou 70 p.

Il est juste de faire remarquer que le traitement préalable par l'acide sulfurique qui forme une des bases de ce procédé, a été indiqué en 1853 par M. Mowbray-Laming. A part cela, il n'a pas du tout donné les résultats qu'attendaient les fabricants, et je sais pertinemment que c'est en vain qu'ils ont essayé de produire ainsi de l'acide oxalique avec la chair musculaire du cheval, et que force leur fut de revenir au traitement des mélasses par l'acide azotique.

§ 3. — ESSAIS ET PURIFICATION DE L'ACIDE DU COMMERCE.

L'acide oxalique préparé, comme je viens de l'indiquer, est rarement pur. Il est bon de l'essayer (1) de la manière suivante :

(1) SOUBEIRAN. — revu par J. Regnauld.

Il doit se dissoudre complétement dans 8 p. d'eau froide et dans son poids d'eau bouillante. Il est également soluble dans l'alcool.

Il ne doit pas décolorer le sulfate d'indigo, le phénomène inverse indiquant la présence de l'acide azotique. Il n'est pas hygrométrique : le mélange avec l'acide saccharique attire l'humidité.

Sa solution aqueuse ne se colore pas par le passage d'un courant d'acide sulfhydrique. Le phénomène inverse est dû à la présence du plomb.

Souvent aussi, il est mélangé d'oxalate de potasse, d'alun, de bisulfate de potasse ou de sulfate de magnésie.

Le bisulfate de potasse et le sulfate de magnésie sont fixes et insolubles dans l'alcool. — L'oxalate de potasse se décompose par le feu, mais laisse un résidu de potasse.

L'alun sera décelé dans la solution acide par le chlorure de baryum, le chlorure de platine et l'ammoniaque.

On purifiait autrefois (1) cet acide en employant la méthode générale des cristallisations répétées. On remplaçait l'eau-mère par de l'eau distillée et on prenait les premiers cristaux comme étant les plus purs. Selon M. Maumené, c'est le contraire qui a lieu. Pour peu que l'acide renferme d'alcali, celui-ci se retrouve dans les premiers produits de la cristallisation. Le meilleur procédé pour l'avoir pur consiste à faire dissoudre l'acide ordinaire dans assez d'eau pour ne donner que 10 à 20 % de cristaux, suivant le degré d'impureté. On met de côté ces premiers cristaux et on fait évaporer l'eau-mère en soumettant les cristaux qu'elle peut produire à 2 ou 3 cristallisations successives.

L'acide ainsi obtenu est parfaitement exempt d'oxalate alcalin. On le reconnaît en le chauffant dans une cuiller ou dans un petit creuset de platine (2). Il doit se volatiliser complétement par l'action de la chaleur. Une portion seulement de l'acide se volatilise, sans se décomposer, tandis que l'autre se décompose. Mais avant que la volatilisation totale soit opérée, il ne doit pas devenir noir, ni laisser de résidu fixe, ce qui indique qu'il ne contient ni matières organiques, ni sel fixe.

---

(1) Maumené. — Journal de pharmacie, t. XLV, (3e série,) p. 153.

(2) H. Rose. — (Traité d'analyse chimique).

On peut (1) encore employer le procédé suivant de purification. On fait d'abord déshydrater l'acide en le maintenant dans une capsule et un endroit chaud ; puis on l'introduit dans un verre à précipités, de façon à y mettre une couche haute d'environ 2 cent., et on place le verre dans une capsule contenant de la limaille de fer, dont la hauteur ne dépasse pas celle de l'acide.

Le verre est fermé par un morceau de papier à filtrer. On chauffe la capsule peu à peu, afin d'éviter des projections. L'acide se sublime à quelques millimètres au-dessus de l'acide impur. La partie supérieure du sublimé est d'un blanc éclatant et se détache aisément de la partie inférieure, plus jaune et plus compacte. Enfin on purifie les deux par cristallisation.

L'acide, ainsi purifié, est fréquemment employé dans les analyses quantitatives. C'est ainsi que MM. Mohr et Astley-Price l'ont proposé en 1852 pour remplacer l'acide sulfurique dans les dosages alcalimétriques. C'est ainsi encore qu'en utilisant successivement son action réductrice et l'action oxydante du permanganate de potasse, on obtient un mode d'essai très-exact des bioxydes de manganèse du commerce (2).

---

(1) Stolba. — Journal de pharmacie, t. IX, (4e série,) p. 240.

(2) Diction. Wurtz, t. I, p. 255 et 265.

CHAPITRE IV

PROPRIÉTÉS ET ÉLECTROLYSE

§ 1. — PROPRIÉTÉS PHYSIQUES.

L'acide oxalique se dépose du sein de sa solution aqueuse en gros prismes transparents qui renferment 4 équivalents d'eau. La composition de ces cristaux est exprimée par la formule $C^4H^2O^8\ 2(H^2O^2)$.

Exposés à l'air, ces cristaux s'effleurissent. Ils perdent complétement leur eau à 100 degrés, ou dans le vide au-dessus d'un vase renfermant de l'acide sulfurique. 1 p. d'acide oxalique se dissout dans 15,5 p. d'eau à 10°; dans 9,5 p. d'eau à 13°,9 et dans une très-petite quantité d'eau à 100°. — La dissolution est fort acide, rougit le tournesol et décompose les carbonates avec effervescence. L'acide oxalique, souillé d'acide nitrique, se dissout déjà dans 2 p. d'eau froide (1). D'après M. le Dr Bourgoin, dont les recherches électrolytiques seront données plus loin, c'est le corps $C^4\ H^2\ O^8$, $2\ (H^2\ O^2)$ qui se trouve en dissolution dans l'eau et non $C^4\ H^2\ O^8$.

M. Giov. Bizio (2) a remarqué qu'une solution très-étendue (0,4 par litre) se décompose complétement après un temps plus ou moins long, suivant la température, plusieurs mois en hiver, un mois en été. Cette altération, due à l'action oxydante de l'air, ne se manifeste pas avec des solutions moins étendues, et l'auteur n'a pas remarqué de

(1) GERHARDT. — Chimie organique, t. I, p. 241.

(2) Bulletin de la Société chimique, (mai 1870).

différences après plusieurs années dans le titre de la solution normale d'acide oxalique.

§ 2. PROPRIÉTÉS CHIMIQUES.

Action de la chaleur. — L'acide oxalique fond vers 98° dans son eau de cristallisation, puis une partie de l'acide se sublime sans eau, tandis qu'une autre se décompose en oxyde de carbone, acide carbonique et acide formique, sans résidu de charbon.

La décomposition commence déjà à 100°. Entre 120° et 130° le dégagement de gaz est très-rapide. Quand l'acide a été préalablement desséché, il se sublime à 165 degrés et se décompose à quelques degrés au-dessus. S'il est dissous dans l'eau ou dans l'alcool, il ne subit aucune décomposition.

D'après M. Berthelot (1), la décomposition de l'acide oxalique absorbe de la chaleur. Il a constaté, que pendant qu'elle s'effectue, la température reste égale à 185° malgré l'élévation plus grande de celle de la source. Cela tient à l'absorption de chaleur due à la gazéification des produits, absorption assez considérable pour réaliser les circonstances d'une espèce d'ébullition.

Lorsqu'on distille l'acide oxalique avec du sable, on obtient seulement de l'acide formique et de l'acide carbonique.

Action de l'hydrogène (2). — D'après Schulze et Church, l'hydrogène naissant transforme l'acide oxalique en acide glycolique et en un corps isomère de l'acide acétique, l'aldéhyde glycolique.

Action de l'oxygène. — L'acide nitrique transforme peu à peu l'acide oxalique en acide carbonique et en eau.

Certains corps riches en oxygène enlèvent pareillement l'hydrogène à l'acide oxalique sous forme d'eau et le convertissent en acide carbonique, tandis qu'ils sont ramenés eux-mêmes à un degré d'oxydation inférieur ; c'est ainsi que le peroxyde de plomb, le peroxyde

---

(1) Diction. Wurtz, t. I, p. 832.
(2) Loco cit., t. I, p. 1614.

de manganèse sont ramenés à l'état de protoxyde et se combinent avec un excès d'acide oxalique.

L'acide chromique est ramené à l'état d'oxyde de chrôme.

Lorsqu'on le fond avec de l'hydrate de potasse, il donne du carbonate et de l'hydrogène pur se dégage.

Action du chlore. — Le chlore enlève de l'hydrogène à l'acide oxalique et le convertit en acide carbonique.

$$C^4H^2O^8 + Cl^2 = 2(HCl) + 2(C^2O^4)$$

L'acide effleuri et sec n'est pas attaqué par le chlore (1).

Action des chlorures. — Certains chlorures sont réduits par l'ébullition avec l'acide oxalique. Il se forme de l'acide chlorhydrique et de l'acide carbonique se dégage. Le chlorure d'or laisse déposer de l'or métallique. Le chlorure mercurique est ramené à l'état de chlorure mercureux. Les sels de platine ne sont pas réduits par l'acide oxalique, ce qui permet de l'employer pour séparer l'or du platine, ce dernier se précipitant par l'acide formique.

Action des acides (2). — L'acide sulfurique concentré décompose l'acide oxalique en volumes égaux d'oxyde de carbone et d'acide carbonique. Etendu de 10 parties d'eau, il accélère très-notablement à 100° la décomposition.

L'acide chlorhydrique concentré et l'acide phosphorique sirupeux agissent de même.

Les acides tartrique et acétique, provoquent encore, faiblement il est vrai, la décomposition de l'acide oxalique et leur action paraît surtout marquée au début.

Les gaz chlorhydrique et fluoborique provoquent d'abord à 100° une décomposition notable. Mais bientôt la réaction s'arrête complétement, alors même qu'on maintient l'acide oxalique à 100° dans un courant du premier de ces gaz.

Action de la glycérine. — La glycérine étendue de son poids d'eau

---

(1) GERHARDT. — Chimie organique, t. IV, p. 873.

(2) Annales de chimie et de physique, (3e série,) t. XLVI, p. 481.

et chauffée avec un poids égal d'acide oxalique, donne de l'acide formique et de l'acide carbonique pur. Cette réaction donnée par M. Berthelot est devenue le procédé classique pour préparer l'acide formique. M. Berthelot attribue cette décomposition de l'acide oxalique, au contact de la glycérine, à une affinité virtuelle très-vraisemblable entre la glycérine si apte à se combiner aux acides et l'acide oxalique primitif ou l'acide formique qui tend à prendre naissance. De là résulte la destruction de l'équilibre entre les éléments de l'acide oxalique.

Mais si l'on chauffe 4 p. de glycérine (1) avec 1 p. d'acide oxalique cristallisé sans addition d'eau entre 190° et 260°, il distille de l'alcool allylique, mélangé d'acroléine, de formiate d'allyle, d'acide formique et de glycérine entraînée. La réaction a lieu en deux phases. Il se produit de la *monoformine*, laquelle, par la distillation, se décompose en eau, acide carbonique et alcool allylique.

Action des autres alcools polyatomiques. — La mannite et la dulcite décomposent à 100° l'acide oxalique en acides formique et carbonique, à la manière de la glycérine.

Les autres matières sucrées ne produisent à 100° qu'une décomposition extrêmement faible. Encore y a-t-il toujours de l'oxyde de carbone.

Le glycol dédouble également l'acide oxalique en acide carbonique et en acide formique, et la décomposition est à peu près indéfinie (2).

§ 3. ELECTROLYSE DE L'ACIDE OXALIQUE (3).

1° *Oxalate de potasse neutre.* — Ce sel, en solution concentrée, s'électrolyse avec facilité. On recueille au pôle positif de l'acide carbonique et au pôle négatif de l'hydrogène. La solution au pôle positif devient pour ainsi dire d'une acidité nulle, ce qui s'explique facilement, si l'on considère que l'oxygène mis en liberté par suite de la décompo-

(1) Henninger et Tollens. — Bulletin de la Société chimique, 1869, t. XI, p. 394.

(2) Dict. Wurtz, t. I. p. 1608.

(3) Thèse pour le Doctorat-ès-sciences, 1868, p. 44 et suivantes. (Bourgoin)

sition du sel, ne se dégage pas, mais brûle complétement les éléments de l'acide anhydre, et fournit de l'acide carbonique, comme produit ultime de la réaction.

Le liquide négatif devient alcalin. Le potassium réagit sur l'eau à la manière ordinaire en dégageant de l'hydrogène. De plus, les pertes de sel sont très-inégales, et c'est le pôle positif qui éprouve la perte la plus grande.

2° *Oxalate et alcali.* — L'électrolyse s'effectue aisément. Il ne se dégage d'abord que de l'oxygène, et encore avec une extrême lenteur ; puis ce dégagement augmente d'intensité et l'acide carbonique apparaît ensuite, tandis que l'oxygène disparaît peu à peu pour se montrer de nouveau.

Si l'on arrête l'expérience après trente heures, le liquide positif est rigoureusement neutre et ne renferme plus que des traces d'oxalate de potasse. Le liquide négatif est fortement alcalin, mais il ne contient plus qu'une partie du sel existant au début de l'expérience.

Ces résultats peuvent être interprétés ainsi : l'acide carbonique est retenu par l'alcali libre et il ne se dégage que de l'oxygène au pôle positif. Dès que l'excès d'alcali a disparu à ce pôle, l'acide carbonique, provenant en partie de la décomposition du carbonate primitivement formé, doit se dégager ; et puisque l'oxygène disparaît complètement à un moment donné, il faut en conclure que les éléments de l'acide sont complétement brûlés, et par l'oxygène de l'oxalate, et par l'oxygène provenant de l'alcali régénéré. Enfin l'oxygène apparaîtra de nouveau, dès que la solution sera suffisamment appauvrie.

3° *Acide oxalique libre.* — Le courant agit sur l'acide oxalique, de la même manière que sur les oxalates.

L'acide qui disparaît est fourni par les deux pôles, mais c'est le pôle positif qui éprouve la perte la plus considérable. Dans un récent mémoire (1), M. Bourgoin a démontré, par une série d'expériences concordantes, que les quantités d'acide détruites sont entre elles dans le rapport de 1 à 3. Les calculs, en effet, donnent trois fois moins d'hydrogène que l'on en recueille expérimentalement. Il en résulte

(1) Bourgoin. — Comptes rendus, t. LXX, p. 191. (1870)

que le groupement qui s'électrolyse n'est pas $C^4H^2O^8$, mais $C^4H^2O^8$, $2(H^2O^2)$.

$$C^4H^2O^82H^2O^2 = \underbrace{2(C^2O^4 + 2O^2)}_{\text{Pôle P.}} + \underbrace{3(H^2)}_{\text{Pôle N.}}$$

Comme il ne se dégage que de l'acide carbonique pur au pôle positif, pendant la durée de l'opération, il s'ensuit que l'oxygène mis en liberté, brûle à ce pôle une quantité d'acide oxalique correspondante.

$$2(C^4H^2O^8,2H^2O^2) + 2O^2 = 4(C^2O^4) + 6(H^2O^2)$$

Ainsi s'explique l'appauvrissement plus rapide du pôle positif :

$$\text{Pertes}\begin{cases}1^o\ \text{Pôle N.} & \text{par le courant } 1\\ 2^o\ \text{Pôle P.}\begin{cases}\text{par le courant } 1\\ \text{par oxydation } 2\end{cases} & = 3\end{cases}$$

M. Bourgoin n'a pas observé la formation de l'acide formique comme l'indique M. Royer dans l'emploi d'un courant intrapilaire.

CHAPITRE V

SELS. — ÉTHERS. — AMIDES OXALIQUES

§ 1. SELS.

L'acide oxalique étant bibasique donne deux séries de sels :

1° Les *oxalates neutres* dont la composition se représente d'une manière générale par $C^4M^2O^8$. M^2 peut représenter 2 équiv. d'un même métal ou de deux métaux différents.

2° Les *bioxalates* ou *oxalates acides* sont représentés ainsi :

$$C^4HMO^8$$

Il existe aussi des *quadroxalates*. Ces sels ne sont que des combinaisons de l'acide oxalique avec les bioxalates.

$$(C^4HMO^8 + C^4H^2O^8)$$

§ 2. ETHERS.

Il donne également deux séries d'éthers :

1° Les *éthers neutres* formés par la combinaison de 1 équiv. d'acide avec 2 équiv. d'alcool et élimination de 4 équiv. d'eau. Ces éthers, pris sous forme gazeuse, occupent la moitié du volume occupé par l'alcool générateur.

$$C^4H^2O^8 + 2(C^4H^6O^2) - 2(H^2O^2) = \underbrace{\left\{\begin{matrix} C^4H^4 \\ C^4H^4 \end{matrix}\right. (C^4H^2O^8)}_{\text{éther éthyl-oxalique}}$$

Au lieu de 2 équiv. d'un même alcool, 2 équiv. d'alcools différents peuvent entrer en combinaison :

$$C^4H^2O^8 + C^4H^6O^2 + C^2H^4O^2 - 2(H^2O^2) = \left\{ \begin{matrix} C^4H^4 \\ C^4H^4 \end{matrix} \right. (C^4H^2O^8)$$

éther éthyl-méthyl-oxalique

2° Les *éthers acides* formés par la combinaison de 1 équiv. d'acide avec 1 équiv. d'alcool et élimination de 2 équivalents d'eau. Ces éthers présentent les propriétés des acides monobasiques.

$$C^4H^2O^8 + C^4H^6O^2 - H^2O^2 = C^4H^4(C^4H^2O^8)$$

acide éthyl-oxalique.

On n'a pas préparé cet éther sous forme gazeuse, mais il doit occuper le même volume que l'alcool générateur.

§ 3. AMIDES ET ALCALAMIDES.

L'acide oxalique forme deux séries d'amides ; les uns neutres et les autres acides et monobasiques. Si au lieu de faire agir l'ammoniaque, on fait agir les ammoniaques composées, on obtient deux séries analogues d'*alcalamides*.

1° *Amides*.

neutres { 1° / 2° ; acide — $C^4H^2O^8$:

- $+ 2AzH^3 - 2H^2O^2 = C^4H^4Az^2O^4$ (oxamide).
- $+ 2AzH^3 - 4H^2O^2 = C^4Az^2$ (nitrile oxalique ou cyanogène).
- $+ AzH^3 - H^2O^2 = C^4H^3AzO^6$ (acide oxamique).

2° *Alcalamides*.

neutre : $C^4H^2O^8 + 2(C^4H^7Az) - 2H^2O^2 = C^{12}H^{12}Az^2O^4$ (diéthyl-oxamide).

acide : $C^4H^2O^8 + C^4H^7Az - H^2O^2 = C^8H^7AzO^6$ (acide oxaléthylammique).

On forme de la même manière la diphényloxamide, l'acide aniloxalique, etc.

L'éther oxalique, traité par le gaz ammoniac, donnerait de l'*éther oxamique* ou *oxaméthane* $C^4H^4(C^4H^3AzO^6)$ ayant la même composition que l'acide oxaléthylammique. Mais leurs propriétés seront distinctes. Ainsi traité par la potasse, l'éther oxamique reproduit d'abord de l'acide oxamique, tandis que l'acide oxaléthylammique reproduit l'éthylammine et l'acide oxalique. Ce sont des *corps métamères*.

CHAPITRE VI

TOXICOLOGIE ET DOSAGES

§ 1er. — TOXICOLOGIE.

L'acide oxalique n'est guère employé en thérapeutique. On en faisait autrefois des pastilles rafraîchissantes, qui ont été supprimées par le nouveau Codex. Mais il est fréquemment employé dans l'industrie (1) par les teinturiers, les indienneurs ou imprimeurs sur étoffe, les fabricants de chapeaux de paille. On en fait un usage journalier sous le nom d'eau de cuivre, pour nettoyer le cuivre. De plus, il offre une ressemblance apparente avec certains sels usités en médecine, notamment le sel d'Epsom. De là une double source de méprise et d'erreur, de là aussi une facilité d'emploi qui explique comment des empoisonnements accidentels, des suicides, des crimes ont pu être accomplis avec cet acide. Il fournit le type de l'empoisonnement par les acides végétaux.

A petites doses, il ne produit aucun effet nuisible. Il n'en est pas de même (2) lorsqu'on l'ingère à la dose de 8, 12, 20 grammes. Les accidents toxiques qu'il produit peuvent être mortels.

En solution concentrée, il ramollit les tissus et détermine des phénomèmes d'inflammation locale évidents, moins intenses pourtant que ceux produits par l'acide sulfurique.

En solution étendue, il ne produit point de tels désordres, mais son action est plus intense et plus prompte à dose égale. Il est alors absorbé et agit puissamment sur le cœur et les centres nerveux. Les mouvements du cœur sont ralentis et les malades tombent dans un état de prostration, quelquefois de paralysie. La peau se refroidit, les ongles deviennent cyanosés. Cette action déprimante est très-rapide. Le sang présente généralement une coloration vermeille, ainsi que tous les tissus pourvus d'un système capillaire très-apparent.

Quand on soupçonne un empoisonnement par l'acide oxalique, il faut se hâter de faire évacuer le poison par des vomitifs, et de le

(1) Tardieu et Roussin. — p. 244.

(2) Wurtz. — Chimie organique, p. 379.

neutraliser aussi rapidement que possible par de l'eau de chaux, de la craie réduite en bouillie, des coquilles d'œufs pulvérisées ou de la magnésie.

La recherche de l'acide oxalique n'offre pas de grandes difficultés. On coupe le tube digestif en petits morceaux que l'on réunit aux matières qu'il renferme et aux produits des vomissements. On introduit cette bouillie dans une capsule de porcelaine et on la soumet au bain-marie à une évaporation ménagée.

Lorsque la matière est à peu près sèche, on la traite par l'alcool pur à 85° jusqu'à complet épuisement de tout principe soluble. Les liqueurs alcooliques sont évaporées à siccité au bain-marie, puis traitées par l'eau distillée chaude qui redissout facilement l'acide oxalique, en laissant un grand nombre de produits insolubles dans l'eau.

Les principales réactions caractéristiques sont les suivantes :

1° Une solution de sulfate de chaux saturée et limpide donne dans les liqueurs neutres un précipité d'oxalate de chaux insoluble dans l'acide acétique. Ce précipité, lavé à l'eau et à l'alcool, puis desséché et introduit dans un tube fermé par un bout et chauffé soit à sec, soit avec un excès d'acide sulfurique, se décompose rapidement en dégageant un mélange d'acide carbonique et d'oxyde de carbone qui brûle avec une flamme bleue.

2° Neutralisée par l'ammoniaque, la solution d'acide oxalique donne dans la solution de nitrate d'argent un précipité blanc, lequel, lavé et séché, se décompose avec explosion, quand on le chauffe dans un tube bouché.

3° Une solution de sesquichlorure d'or, à laquelle on ajoute une solution d'acide oxalique, prend, même à froid, une coloration vert foncé qui est produite par l'or métallique qui se dépose au bout de quelque temps sous forme de petites écailles. A chaud, la réaction est plus rapide ; il se produit, en même temps, un dégagement sensible d'acide carbonique.

Procédé de M. Roussin. — M. Roussin a proposé de saturer par l'hydrate de quinine la bouillie acide des organes et des vomissements. La masse desséchée au bain-marie et épuisée ensuite par l'alcool à 85° fournit un liquide renfermant tout l'acide à l'état d'oxalate de quinine. Évaporée à siccité, traitée par un léger excès d'ammoniaque, puis redissoute dans l'eau, cette solution transformée ainsi en oxalate d'ammoniaque fournit les réactions caractéristiques indiquées ci-dessus.

Pour isoler l'acide oxalique, on précipite la solution d'oxalate d'ammoniaque par un sel de plomb. Le précipité, lavé avec de l'eau tiède à plusieurs reprises, est suspendu dans l'eau et décomposé par un courant d'hydrogène sulfuré. L'acide oxalique mis en liberté est séparé par filtration du précipité de sulfure de plomb. On évapore sa solution au bain-marie en consistance sirupeuse et on l'abandonne à elle-même, dans une petite capsule de verre, à côté d'un vase rempli de chaux ou d'acide sulfurique concentré. Il se forme bientôt des cristaux prismatiques, quelquefois un peu colorés d'acide oxalique qu'il est facile de caractériser.

Ce procédé de M. Roussin n'a pas été adopté, et M. Bouis a fait très-judicieusement remarquer qu'il ne faut pas employer un corps toxique, et surtout un alcaloïde, pour rechercher un poison. Cela ne peut qu'augmenter les difficultés de l'analyse.

Il ne faut pas confondre dans une expertise médico-légale l'acide oxalique libre avec le sel d'oseille. Le sel d'oseille a été plus d'une fois confondu avec la crême de tartre et est devenu ainsi la cause d'empoisonnements involontaires. Il est très-vénéneux, et 12 à 16 gr. peuvent donner la mort à un adulte. Du reste, il n'agit pas comme poison de la même manière que l'acide oxalique. Celui-ci est un poison irritant et corrosif; le sel d'oseille est un hyposthénisant et se place à côté du nitrate de potasse.

On peut les distinguer et les séparer en évaporant au bain-marie la solution qui les renferme. On reprend le résidu par l'alcool absolu qui dissout l'acide oxalique seul. On peut encore déceler celui-ci au moyen d'un sel de chaux. Quant à l'oxalate de potasse, en évaporant à sec une partie du liquide et le décomposant par la chaleur, on vérifierait sur le résidu alcalin, les caractères du carbonate de potasse.

Si l'on a donné, comme contrepoison, de la craie ou de la magnésie, on traite les organes par de l'eau acidulée par l'acide chlorhydrique. La dissolution acide et filtrée est neutralisée par l'ammoniaque et additionnée d'un sel soluble de chaux. Le précipité formé de carbo-

6

nate, de phosphate et d'oxalate de chaux, est lavé à plusieurs reprises, puis traité par l'eau acidulée d'acide acétique qui redissout le phosphate et le carbonate de chaux, et laisse à l'état insoluble l'oxalate de chaux seul, dont on déterminera facilement les caractères.

Enfin, comme je l'ai dit plus haut, un grand nombre de substances alimentaires ou médicamenteuses renferment des oxalates, et les urines des personnes qui en font usage contiennent, après quelques heures, de l'oxalate de chaux cristallisé, de même que lorsqu'il a été employé comme poison. On reconnaît facilement ces cristaux au microscope, mais il est évident que, dans une recherche médico-légale, il faudra doser scrupuleusement l'acide trouvé pour savoir s'il vient de la nourriture ou d'un empoisonnement.

§ 2. — DOSAGES.

L'acide oxalique se dose (1) :

1° Par le *carbonate de chaux* provenant de la calcination de l'oxalate que l'on précipite directement.

Cette calcination s'opère facilement au moyen d'un petit chalumeau à gaz. Le poids obtenu de carbonate de chaux multiplié par 0,72 fait connaître la quantité d'acide oxalique.

2° Par *l'or réduit*.

On place la solution d'acide et la solution de chlorure d'or dans un ballon spacieux et on l'expose pendant longtemps à une température voisine de l'ébullition, en ayant soin de le préserver de l'action directe des rayons solaires. L'or réduit se réunit en un agglomérat qui peut être facilement enlevé du ballon et lavé.

On calcine et on pèse. 196,7 p., ou 1 équivalent d'or métallique, correspondent à 108 p. ou 3 équivalents d'acide oxalique ($Au \times 0,549 = C^4 H^2 O^8$).

Si l'on a affaire à une substance insoluble dans l'eau, on la dissout dans aussi peu que possible d'acide chlorhydrique. On étend la solution d'une grande quantité d'eau, puis on ajoute le chlorure d'or et de

(1) GERHARDT et CHANCEL. — Analyse quantitative. p. 409, et H. ROSE, Traité d'analyse chimique, t. II, p. 1007.

sodium et l'on fait bouillir longtemps le mélange. Le ballon doit être préalablement lavé avec une lessive de potasse caustique pour enlever les traces de matière grasse qu'il pourrait contenir.

3° *Dosage par l'acide carbonique.*

L'acide oxalique libre ou combiné se convertit en acide carbonique quand on le calcine avec de l'oxyde de cuivre. On emploie pour cela le procédé ordinaire d'analyse organique. L'augmentation de poids du tube de Liebig indique la quantité d'acide carbonique dégagée par la substance.

Du poids de l'acide carbonique on déduit celui de l'acide oxalique. Car 9 p. de celui-ci donnent par la combustion 11 p. d'acide carbonique. Toutefois, quand il est combiné avec une base puissante (alcalis, baryte, etc.), la moitié de l'acide carbonique est retenue par la base qui se transforme en carbonate.

L'acide oxalique mélangé avec du peroxyde de manganèse et de l'acide sulfurique se convertit complétement en acide carbonique, sous l'influence d'une douce chaleur. Si l'on applique cette réaction au dosage de l'acide oxalique, il faut avoir soin que le peroxyde de manganèse ne contienne pas de carbonate.

Si la substance contenait un oxalate acide ou de l'acide libre, il faudrait le saturer par l'ammoniaque.

Le chromate de potasse pourrait remplacer le peroxyde de manganèse.

4° *Dosage par l'acide carbonique et l'oxyde de carbone.*

Il repose sur la propriété que possède l'acide sulfurique de décomposer l'acide oxalique *en volumes égaux* d'acide carbonique et d'oxyde de carbone.

Enfin on peut encore doser l'acide oxalique au moyen de dissolutions de nitrates d'argent et de protoxyde de mercure, et dans ses combinaisons salines, au moyen du borax.

Séparation d'avec les bases.

La plupart des oxalates neutres peuvent être analysés très simplement par calcination directe. Suivant la nature des bases, ils dégagent de l'oxyde de carbone (*alcalis, terres alcalines*, etc.) ou un mélange de gaz carbonique et d'oxyde de carbone (plomb, etc.) ou de l'acide carbonique et laissent pour résidu un carbonate, un oxyde ou du métal. L'oxalate d'argent détone violemment à 140°.

Si l'oxalate est soluble, on peut généralement précipiter l'acide oxalique par l'acétate de chaux. On a alors à séparer dans le liquide filtré les bases d'avec la chaux ajoutée en excès.

Par l'ébullition avec du carbonate de potasse, on transforme en oxalate alcalin et en oxyde ou carbonate insoluble tous les oxalates dont les bases ne se dissolvent pas dans un excès de réactif.

Quand les métaux des trois premiers groupes se trouvent en présence de l'acide oxalique, on les précipite par l'hydrogène sulfuré ou le sulfhydrate d'ammoniaque.

2° *Séparation d'avec les acides.*

Elle est souvent difficile, mais le dosage se fait facilement au moyen du chlorure d'or. On détermine ensuite les autres acides.

Si ceux-ci sont fixes suffisamment, on dose l'acide oxalique à l'état d'acide carbonique. Les autres acides sont déterminés sur une autre portion de la substance à analyser.

3° *Acide oxalique et acide phosphorique.*

Se trouvent quelquefois ensemble dans le guano.

On peut déterminer leurs proportions relatives, en dosant l'acide oxalique par l'or réduit et l'on précipite l'acide phosphorique par la solution ammoniacale de chlorure de magnésium, après avoir débarrassé le liquide de l'exédant d'or.

S'il y a peu d'acide oxaliqne, on précipite directement l'acide phosphorique à l'état de phosphate ammoniaco-magnésien. Dans le cas contraire, on calcine la matière avec du carbonate alcalin pour détruire l'acide oxalique, puis on dose l'acide phosphorique dans le résidu.

Bon à imprimer:
Le Directeur de l'École,
BUSSY.

Vu et permis d'imprimer:
Le Vice-Recteur de l'Académie de Paris,
pour le Vice-Recteur,
l'Inspecteur de l'Académie,
Ch. DREYSS.

Paris. — Typographie de Ch. Maréchal, cour des Petites-Écuries, 16.

www.ingramcontent.com/pod-product-compliance
Ingram Content Group UK Ltd.
Pitfield, Milton Keynes, MK11 3LW, UK
UKHW020217200726
13856UKWH00004B/1452

9 782011 775740